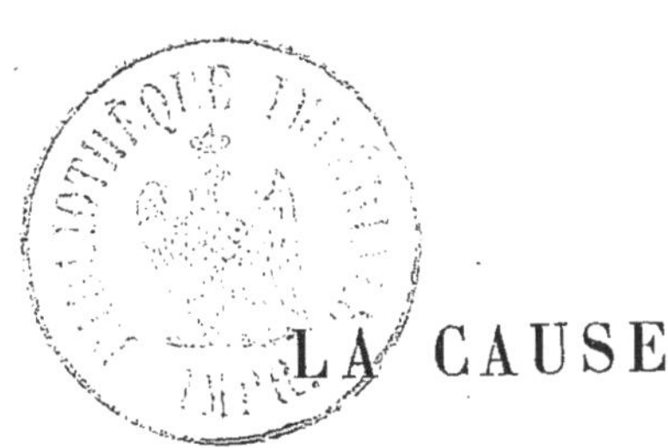

# LA CAUSE

DE LA

# PHTHISIE TUBERCULEUSE

PARIS. — IMP. SIMON RAÇON ET COMP., RUE D'ERFURTH, 1.

# LA CAUSE

## DE LA

# PHTHISIE TUBERCULEUSE

PAR

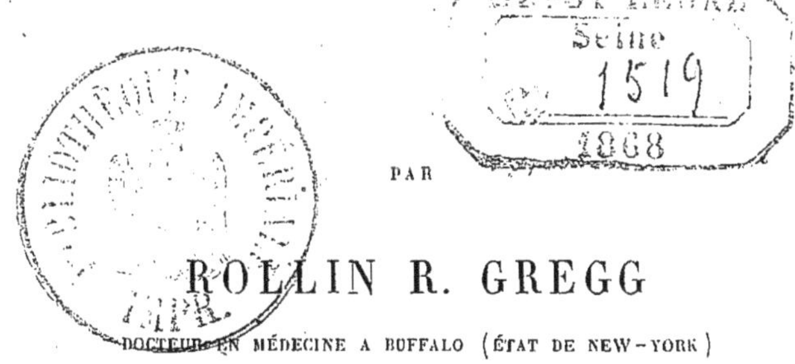

## ROLLIN R. GREGG

DOCTEUR EN MÉDECINE A BUFFALO (ÉTAT DE NEW-YORK)



PARIS

IMPRIMERIE SIMON RAÇON ET Cⁱᵉ

RUE D'ERFURTH, 1

1868

# INTRODUCTION

———

Le travail qu'on va lire est la traduction d'un article
écrit à la hâte par le docteur Gregg au moment où je
partais de Buffalo. Il me le remit en me priant de le
communiquer en Europe aux médecins que j'y ren-
contrerais, et auxquels le sujet, traité dans ce travail,
pourrait offrir de l'intérêt.

Le docteur Gregg écrit en ce moment un ouvrage
spécial sur la phthisie tuberculeuse, ouvragè dans lequel il exposera d'une manière complète ses vues sur
cette maladie, en même temps qu'il en déterminera
la cause et en indiquera le traitement. On y trouvera
le résultat de longues et patientes recherches et l'énu-
mération des faits que l'auteur a pu observer et con-
stater personnellement durant plusieurs années.

Il m'a semblé que le meilleur moyen d'appeler l'at-
tention sur la théorie du docteur Gregg, en attendant
la publication de son livre, c'était de faire paraître son

article en brochure et de l'offrir aux médecins européens, en les priant de le lire avec soin.

Je suis certain que le docteur Gregg se fera un plaisir de donner les éclaircissements qu'on lui demanderait sur ce sujet, et de répondre aux communications qu'on lui adresserait à Buffalo, État de New-York (États-Unis d'Amérique).

JONATHAN AUSTIN.

# LA CAUSE

DE LA

# PHTHISIE TUBERCULEUSE

---

D'après les découvertes que j'ai faites dans la pathologie, j'ai déterminé que le tubercule, dans quelque partie du corps que ce soit, est causé par la perte d'une partie de l'albumine du sang à travers les membranes muqueuses, par suite des irritations chroniques ou des abrasions des surfaces libres de cette membrane dans tous les organes intérieurs qui la possèdent, et que tous les corpuscules tuberculeux ne sont que l'excès relatif des globules sanguins qui sont laissés dans les vaisseaux sanguins par la même déperdition, ceux-ci étant décolorés par le sérum délayé ou plus aqueux qui se trouve toujours chez les sujets qui ont perdu de l'albumine de leur sang par cause de maladie.

Cette thèse doit nécessairement s'appuyer sur des preuves nombreuses, et puisque je n'avance rien sans en présenter les preuves, je commencerai par démontrer l'évidence de la perte d'albumine à travers les membranes muqueuses, en général, lorsque ces surfaces sont irritées ou rompues par l'action de la maladie.

Le professeur C.-G. Lehmann, dans sa *Chimie physiologique*, tome I<sup>er</sup>, page 507, dit :

« Dans la condition normale, il ne semble pas y avoir d'albumine dans les sécrétions, par exemple, la salive, le suc gastrique, la bile, le mucus, etc., quoiqu'ils présentent des traces de composés de protéine. Ces composés diffèrent de l'albumine ordinaire... Cette substance peut cependant se trouver dans l'un ou l'autre de ces fluides dans les conditions morbides des organes sécrétoires, et Jules Vogel a bien démontré que les membranes muqueuses peuvent sécréter de l'albumine en addition aux corpuscules muqueux ordinaires quand elles sont excitées d'une manière anormale. »

Et plus loin, tome II, page 88, il dit :

« Nous avons déjà parlé de l'observation de Jules Vogel, observation qui peut si facilement être confirmée, à savoir, que le mucus sécrété par les membranes muqueuses, sous l'irritation catarrhale, présente une quantité variable d'albumine. »

Cela suffit, je crois, pour prouver que dans la maladie catarrhale de n'importe quelle membrane muqueuse, celle-ci produit une sécrétion d'albumine.

Et maintenant, pour entrer en matière et établir la perte d'albumine à travers les organes spéciaux, je commencerai par les poumons, car ils tiennent le premier rang dans mes investigations.

L'évidence de la perte de grandes quantités d'albumine par les poitrinaires se trouve dans le *Dictionnaire médical* de James Copland. Cet auteur dit dans l'article de son ouvrage, intitulé *Expectoration*, tome I, page 982 :

« Ce mot *Expectoration*, qui signifie *l'action de décharger quelque substance de la poitrine*, est, à présent, ordinairement appliqué à la *matière ainsi déchargée*. La sécrétion, qui rend humide la surface des bronches, est un fluide sans couleur et quelque peu visqueux qui se compose principalement du sérum du sang et d'une forme particulière un peu glutineuse d'albumine. En état de santé, ce fluide n'est guère ou jamais sécrété; mais dans la maladie, la quantité en varie beaucoup, offrant le plus souvent une augmentation, parfois considérable, excepté au début de quelque maladie inflammatoire ou exanthémateuse; dans ce cas, cette sécrétion est diminuée, quoique pour peu de temps seulement. Sa qualité ou apparence est aussi très-différente dans les différentes maladies, et même dans les différentes périodes de la même maladie, affectant sensiblement les organes respiratoires ou circulatoires, particulièrement à cause de la quantité et la condition de la matière animale ou de l'albumine qu'elle contient. »

Et page 983, même tome, cet auteur dit encore :

« La forme de la salive est importante et dépend principalement de la manière dont la sécrétion morbide est expectorée, et de la quantité et la qualité de l'albumine qu'elle contient. Quand elle est écumante, l'on peut croire qu'elle a été expectorée difficilement et avec quelque toux : elle est alors ordinairement fluide, glaireuse, transparente, contient de l'albumine et se fige dans le vase qui la contient, auquel elle s'attache légèrement, comme dans le catarrhe, pendant les premières phases des bronchites, etc. Quand elle est visqueuse, opaque, un peu écumante et épaisse, elle est expectorée avec beaucoup de toux, contient bien plus d'albumine et s'attache à celle antérieurement expectorée ainsi qu'au vase. »

Après cette description exacte, qui pourrait nier que les poitrinaires ne rejettent journellement des quantités énormes d'albumine pendant le progrès actif de leur maladie. Il est bien connu que dans les premières phases de l'expectoration, pendant la phthisie, celle-là est généralement plus ou moins écumante, fluide, glaireuse et transparente, tandis que lorsque la maladie est dans une phase avancée, elle devient souvent, sinon toujours visqueuse, opaque et épaisse, s'attache à la salive antérieurement expectorée et aux côtés du vase, et contient naturellement beaucoup plus d'albumine. Il y a un autre fait qu'on ne doit pas omettre; c'est que la décharge anormale d'albumine en phthisie commence toujours avec les premières décharges catarrhales des membranes muqueuses des narines ou autres organes, ou parties du corps munies de cette membrane, et que des pareilles décharges, souvent sinon toujours précèdent et annoncent la tuberculisation des poumons. Ainsi la déperdition d'albumine commence souvent longtemps, et toujours quelque temps avant que le tubercule se manifeste, et par là s'affirme complétement le rapport qui existe entre la cause et l'effet.

Tous les auteurs parlent d'une disposition maladive des membranes muqueuses chez les poitrinaires, ou d'une irritabilité catarrhale de ces surfaces longtemps avant la tuberculisation proprement dite; et, selon la citation de Lehmann que j'ai faite, l'on voit que toutes les sécrétions muqueuses ou catarrhales, sans exception, contiennent de l'albumine.

Nous verrons plus loin que cette déperdition est une perte d'un constituant important du sang.

Je pourrais faire quelques autres citations de Lehmann, de Copland et d'autres pour montrer qu'il existe une perte anormale d'albumine par les membranes muqueuses de l'estomac, des intestins, des organes sexuels de la femme sous l'excitation de la maladie; mais cela ne me semble pas nécessaire après ce qui a été dit de toutes les surfaces muqueuses. Et la perte d'albumine à travers les rognons dans l'albuminurie est trop bien connue pour en donner des preuves ici.

L'on aura remarqué que j'ai toujours parlé de cette perte anormale d'albumine, comme d'une perte de cette substance par le sang. Pour en établir l'évidence, je fais les citations suivantes de l'ouvrage : *Principes de la physiologie humaine*, de Carpenter. Parlant de l'albumine, cet auteur dit, page 189 :

« La quantité d'albumine du sang semble varier moins que celle de la plupart de ses autres constituants. » (Cela veut dire certainement la quantité d'albumine dans le sang en état de santé.) « La proportion, relativement à l'eau, du sérum est élevée par tout ce qui diminue cette eau, aussi nous la trouvons élevée dans le choléra après les

grandes décharges de fluides par le canal intestinal, et
dans les autres maladies où il y a eu un épuisement considérable de la partie fluide du sang, pourvu que l'albumine
ne s'échappe pas aussi, ce qui arrive quelquefois. Lorsqu'il
y a quelque cause spécifique qui aide à la sécrétion de
l'albumine du courant circulatoire (ce qui arrive dans
quelques formes de l'albuminurie, et particulièrement dans
les périodes avancées de la maladie de Bright); la totalité
de l'albumine du sérum est réduite au-dessous de la proportion normale... Selon Andral, la diminution de la
quantité d'albumine du sérum est éxactement proportion-
née à la quantité contenue dans l'urine. »

Matson, dans ses *Cours sur les principes et la pratique
de la médecine*, traitant de la même matière, sous le titre
de *Maladie de Bright*, dit ce qui suit :

« Le docteur Christison a constaté le fait intéressant qu'il
y a raison inverse et définie entre la coagulabilité de l'u-
rine et la densité du sérum. Plus il y a d'albumine dans le
premier de ces fluides, moins il y en a dans l'autre et
moins est considérable sa pesanteur spécifique. Ainsi donc,
le manque d'un fluide est contre-balancé par la superfluité
de l'autre. »

Si donc l'albumine, déchargée dans l'urine par cause de
maladie des rognons dans l'albuminurie, représente une
perte équivalente de cet élément important du sang des
vaisseaux sanguins, la décharge anormale d'albumine à
travers les membranes muqueuses des autres organes doit
certainement être aussi une déperdition d'albumine du
sang. En effet, il faut considérer ce fait comme une loi de
nature, parce qu'il n'y a pas d'autre source que le sang
d'où l'albumine puisse être tirée dans un tel cas. Mais si
des preuves en sont nécessaires, nous les avons dans la
citation suivante, relativement à la phthisie tuberculeuse.

L'auteur américain, Wood, dans son *Traité sur la pratique de la médecine*, tome I, page 114, dit, sous le titre
de *Phthisie tuberculeuse* :

« Selon les expériences de M. Dubois (d'Amiens), il semble que le sang dans la cachexie scrofuleuse a une plus
petite portion de matière coagulable relativement au sérum, et que le sérum même a moins de pesanteur spécifique que pendant la santé... Le sang est donc plus aqueux
et plus pauvre, et est incapable de remplir suffisamment
les fonctions nutritives. »

Donc, quand on se rappelle que l'albumine est la seule
matière coagulable dans le sang, on admet qu'une plus
petite portion de matière coagulable veut dire une plus
petite portion d'albumine. En outre, l'auteur dit que le
sérum a moins de pesanteur spécifique, et je ne connais
pas d'autres moyens de réduire la pesanteur spécifique du
sérum au-dessous de celle qu'il a pendant la santé, sinon
par une perte d'albumine. Et nous savons que le sang ne
peut pas devenir aqueux et s'appauvrir par cause de maladie qu'en perdant quelque partie de son albumine.

L'ingestion de trop d'aliments aqueux ou des fluides peut
produire un résultat semblable sans que la maladie y ait
aucune influence ; mais cela ne serait que temporairement,
à moins qu'on ne se servît continuellement de tels aliments
au lieu d'aliments appropriés.

On trouvera encore une preuve que l'albumine déchargée dans la maladie, à travers les conduits munis de membranes muqueuses, est une perte d'albumine du sang, dans
la citation suivante.

Lehmann, tome I, page 557, parlant des constituants
anormaux des fèces et de l'albumine comme un de ces
constituants, dit :

« C'est surtout dans la dysenterie qu'elle (l'albumine)
est sécrétée de l'intestin en grande quantité ; les dé-
jections, dans cette maladie, sont souvent si riches en
albumine que par l'addition de l'acide nitrique, ou en
bouillant après neutralisation par l'ammoniaque, tout le
fluide se solidifie. »

Et page 618, même tome, il donne un catalogue partiel

des maladies dans lesquelles l'albumine se trouve diminuée dans le sérum, et dans ce catalogue, la dysenterie est placée immédiatement avant la maladie de Bright. Il cite les noms de Léonard et Folley et de Schmidt comme autorités sur le même point.

Si donc la décharge anormale d'albumine à travers les membranes muqueuses dans les différentes maladies que l'on vient d'énumérer, aussi bien que dans la maladie de Bright, est une perte de sang, c'est-à-dire d'un des éléments les plus indispensables à la nutrition et à la santé, n'est-il pas de la plus haute importance de connaître les effets de cette perte?

En la considérant simplement comme une perte de matière nutritive introduite dans le sang par l'acte de la digestion, les effets en seraient déjà graves, puisque cette perte priverait le système du seul élément duquel dépend pour le moins la vigueur et la force musculaire, ce qui entraînerait la débilité, etc.; mais quelque graves que soient les conséquences dans ce rapport, elles seraient peu de chose en comparaison des maux que cette perte produit sous d'autres rapports.

Aucun auteur, que je sache, n'a encore accordé de l'importance à ce fait remarquable, que les poitrinaires sécrètent par les poumons une quantité si grande d'albumine de la manière que l'on vient d'indiquer.

Cela me conduit sur un terrain nouveau qui, je crois, n'a encore été exploré que par moi. Les faits que j'y ai observés m'autorisent à penser que je pourrai démontrer clairement l'influence directe et profonde de la déperdition d'albumine sur la production de maladies très-variées, dont les causes n'ont jamais été connues des praticiens, et dont on ne soupçonnait l'origine commune.

Mais comme je me propose de ne m'occuper ici que de la cause des tubercules, je m'y tiendrai et ne parlerai d'autres affections que pour établir quelques faits généraux sur lesquels repose toute la thèse.

Examinons maintenant l'effet qu'a sur le sang la perte d'une partie de son albumine, et comment cette perte contribue à la formation des tubercules.

La composition du sang, en état de santé, est indiquée dans le tableau suivant, les éléments principaux étant donnés par millièmes :

| | |
|---|---:|
| Albumine. | 70,00 |
| Eau. | 403,00 |
| Globules sanguins. | 512,00 |
| Fibrine. | 2,20 |
| Matières grasses. | 1,30 |
| Sels. | 6,03 |
| Matières extractives. | 5,47 |
| | 1000,00 |

Cette proportion de globules sanguins n'est pas celle que donne leur résidu sec, proportion ordinairement indiquée par les auteurs, mais elle est celle qui représente leur totalité telle qu'elle est effectivement dans la circulation à l'état naturel, alors que ces globules contiennent entre leurs parois l'eau nécessaire à leur fonctionnement, et qu'ils possèdent tout l'hématine ou matière colorante, qui est de 7,50 parties sur mille.

Ce tableau est celui qui se trouve dans la *Physiologie* de Kirkes et Paget, excepté la proportion de globules sanguins qui est celle donnée par Lehmann.

Il doit être évident, pour tous ceux qui ont réfléchi sur le sujet, que la nature prépare le sang avec ses constituants exactement dans les proportions qu'exige la nourriture normale du système.

Si donc quelque partie de l'une ou de l'autre des constituants du sang est perdue, cette déperdition laisse chacun des autres en excès relatif dans les vaisseaux sanguins, il est évident que cet excès ne peut pas servir à la nourriture normale, parce que cela impliquerait un service qui dépasserait les proportions désignées par la nature. L'excédant devient donc matière étrangère, qui est rejetée de l'organisme dans les sécrétions, ou déposée dans les parties vivantes ayant une action morbide conforme au genre de l'élément dont l'excès est ainsi déposé.

Je ne montrerai que les effets produits par l'excès de l'eau et de globules sanguins laissés par la perte d'une partie de l'albumine, quoique l'étude des effets causés par l'excès des autres constituants eût été d'un puissant intérêt. Il faut remarquer tout d'abord que les deux éléments dont il est ici question, sont si intimement liés à notre sujet qu'ils ne peuvent guère être traités séparément.

La perte d'albumine laisse toujours le sang plus aqueux qu'il n'est pendant la santé, cela est bien connu ; la raison en est que la perte d'une once d'albumine laisserait un excès relatif de cinq onces trois quarts d'eau dans les vaisseaux sanguins comparé à l'albumine de reste, et un excès de plus de sept onces de globules sanguins y serait laissé par la même perte. Le sérum, devenu aqueux par ce fait, obéit à la loi d'endosmose et détend ces globules sanguins qui perdent leur forme de disque et prennent la forme globulaire. Pendant ce travail, leur matière colorante s'efface et ils apparaissent comme des globules décolorés, lorsqu'ils se déposent dans les capillaires, de la manière qu'on indiquera plus loin. Dans les capillaires, ils rendent aux tissus environnants l'excès de l'eau qu'ils ont absorbée du sérum, se ratatinent et prennent des formes déchiquetées, étoilées, angulaires et tordues. En cet état, on les appelle des corpuscules tuberculeux.

Si l'on tire du sang et le verse dans l'eau pure, les globules sont distendus et leur matière colorante est enlevée. Mais ils ne sont pas détruits comme corps globulaires, à moins que la distension soit poussée à l'extrême.

Ce qui suit prouvera la justesse de cette assertion.

Dans leur *Physiologie*, Kirkes et Paget disent (page 51) :

« En examinant un nombre de globules rouges sous le

microscope, il est facile d'observer certaines diversités naturelles entre eux, quoiqu'ils soient tous pris du même endroit. La plupart en est certainement très-uniforme, mais il y en a de plus grands, et ceux-ci paraissent ordinairement être plus pâles et moins exactement circulaires que les autres. Leur surface aussi est plate ou un peu convexe, ils contiennent souvent une minime particule luisante, qui ressemble à un nucléole. Ils sont plus légers que les autres et flottent plus près de la surface du fluide où ils se trouvent. Cette diversité tient au développement des globules et l'on en donnera l'explication quand on décrira plus loin leur développement. Les autres déviations du caractère général assigné aux globules dépendent des changements qui surviennent après qu'ils sont retirés du corps. Ils assument communément la forme granulaire, probablement par suite d'une corrugation particulière des parois de leurs cellules. Les plus grands sont moins exposés à ce changement que les petits, et la forme naturelle peut être rétablie en délayant le fluide dans lequel les globules flottent. Par une telle dilatation, les globules, ainsi que je l'ai déjà dit, peuvent augmenter de volume par l'absorption du fluide, et si l'on ajoute rapidement de l'eau, ils deviendront sphériques et transparents; leur matière colorante est alors dissoute. Quelques-uns peuvent être rompus, les autres deviennent obscurs; mais beaucoup d'entre eux reparaîtront après l'évaporation ou après l'addition de la matière saline, qui rétablit sa densité préalable.

« Les changements opérés ainsi par l'eau se font plus rapidement par l'acide acétique, qui rend les globules immédiatement transparents, mais n'en dissout aucun ou très-peu, car en ajoutant un alcali qui neutralise l'acide, on leur rendra leur forme, *mais non leur couleur*. »

Lehmann (tome I<sup>er</sup>, p. 565) dit :

« Il est très-probable que les parois cellulaires des globules, même du même sang, n'ont pas une composition précisément identique, car on voit que le même réactif

agit inégalement sur les globules du même sang. Si, par
exemple, l'eau, les acides délayés, l'éther ou des solutions
alcalines délayées, agissent sur les globules sanguins, on
voit que la destruction ne procède pas uniformément. Ainsi,
il en est qui ne disparaissent pas, même quand le sang est
très-délayé par l'eau. Nous croyons que ce sont là les plus
jeunes cellules, et que les globules qui sont plus facilement
détruits doivent être considérés comme les plus vieux. On
pense, en effet, que les capsules des globules non colorés
— dont dérivent certainement en partie les globules colorés — conservent pour quelque temps leur premier état
chimique, même quand le pigment a été formé dans la cellule. La cellule, qui disparaît si rapidement sous le microscope, n'est cependant réellement dissoute que par *un très-
petit nombre* de ces réactifs ; elle ne fait que passer à un
état gélatineux, ou plutôt elle ressemble alors à de la mu-
cosité, et son coéfficient de réfraction est à peu près le
même que celui du plasma. Non-seulement nous arrivons
à cette conclusion par l'expérience à laquelle on a si souvent fait allusion, et qui montre que les parois des cellules
peuvent encore devenir visibles en totalité ou en partie au
moyen des solutions salines, iodées, etc. ; mais ce qui nous
le prouve aussi, c'est la viscosité et la ténacité que donne
au sang l'addition de certaines substances, telles que les
acides organiques délayés, les carbonates alcalins, l'iodure
de potassium, l'hydrochlorate d'ammoniaque, etc. Si l'on
sature par des acides ou des alcalis du sang ainsi modifié,
ou si l'on y ajoute une solution d'iode ou de sulfate de
soude, les parois des cellules deviennent encore apparentes
et le sang perd en même temps sa viscosité passagère. En
outre, ni le fluide intercellulaire, ni le sérum ne sont amenés
par ces moyens à cet état visqueux ou tenace, lequel doit
donc dépendre des globules sanguins. »

Virchow (p. 173), parlant des globules sanguins soumis
au traitement à l'eau, s'exprime ainsi :

« On dit communément que le globule est dissous, mais

1..

le fait est connu depuis longtemps, et c'est Carl Heinrich Schultz qui l'a démontré le premier, les globules semblent avoir disparu, mais l'addition d'eau iodée fait reparaître leurs membranes ; le gonflement et la finesse de leurs pellicules empêchent seuls de les distinguer. Il faut l'action d'agents chimiques énergiques pour détruire réellement les globules. »

Le sérum, délayé à quelque degré que ce soit, a des effets semblables sur les globules sanguins, mais le progrès est plus lent à mesure que le sérum est moins délayé que l'eau pure.

Carpenter, page 157, dit :

« La forme du disque est très-modifiée par différents réactifs, car la membrane qui compose sa paroi cellulaire est facilement perméable aux liquides qu'elle laisse passer en vertu de la loi d'endosmose, soit en dedans, soit en dehors, selon la densité relative des contenus de la cellule et celle du fluide environnant. Ainsi, si les globules rouges sont traités par l'eau ou par une solution de sucre, d'albumine ou de sel moins dense que le liquide sanguin, ces solutions entrent dans la cellule, le disque devient d'abord plat et ensuite biconvexe, de sorte que le point central disparaît, et si l'expérience est poussée plus loin, il devient globulaire et finit par se rompre, la paroi cède et laisse le contenu se répandre dans le fluide environnant.

« Si, d'un autre côté, on traite les globules rouges par un sirop épais ou une solution d'albumine ou de sel, ils seront plus ou moins complétement vidés et prendront un aspect ratatiné. Le premier résultat de l'expérience sera d'augmenter la concavité et de rendre plus distinct le point central.

« Il est probable que les globules sanguins, même pendant qu'ils circulent dans les vaisseaux vivants, sont sujets à de *semblables changements par suite des variations dans la densité du fluide au milieu duquel ils flottent*, et que ces changements sont toujours en rapport avec *certains états de dérangement de l'organisme.*

Ainsi, sans même que le sang soit suffisamment modifié pour produire la maladie, sa proportion d'eau peut être temporairement assez diminuée par la diurèse ou la transpiration excessive lorsqu'elles ne sont pas compensées par une ingestion correspondante de liquide, pour que les globules présentent un bord granulaire ; cette granulation disparaîtra par la dilution de la liqueur sanguine avec de l'eau. On voit par là qu'en examinant le sang au microscope, il faut employer pour sa dilution un fluide qui présente autant que possible le même caractère que la liqueur sanguine ordinaire. »

Si les globules sont, comme le dit Virchow, si difficiles à déterminer en dehors de l'organisme, ils doivent l'être autant, sinon plus, au dedans où ils se trouvent sous l'influence de leur force vitale propre et de la force vitale générale du système ; mais ils seraient entièrement détruits par une immersion continue dans l'eau pure, ou par la circulation dans le sérum très-délayé, par exemple, dans l'albuminerie, comme nous verrons plus loin. Cependant, nous avons vu par les citations qu'ils résistent avec ténacité à cette destruction. S'ils ne sont pas entièrement détruits, mais rendus inutiles comme globules sanguins, il faut qu'ils soient déposés afin d'être rejetés de la circulation générale. Ils ne peuvent pas être repoussés au travers des parois des vaisseaux, ni d'aucune autre manière, jusqu'à ce que la suppuration s'établisse. S'ils sont séparés rapidement et en grande quantité, un abcès en sera le résultat immédiat. Mais quand ils sont lentement déposés, ils ont plus de temps pour céder aux tissus voisins leur excès d'eau, ils se ratatinent et deviennent ce qu'on appelle des corpuscules tuberculeux.

Les globules, après avoir été distendus par le sérum délayé et dépouillés de leur hématine, deviennent visqueux, comme tout autre tissu animal mou à la première période de décomposition, et dans cet état, ils adhèrent fortement aux parois du vaisseau, et s'attachent les uns aux autres quand ils sont mis en contact. En passant dans les capillaires, dans cette condition, ils touchent forcément les parois de ces vaisseaux déliés et s'y attachent, puis d'autres globules s'attachent aux premiers, de sorte qu'un vaisseau capillaire est bientôt rempli et distendu, et arrive à former un sac protubérant où se produit un dépôt permanent; les capillaires contigus se remplissent de la même manière, et ainsi l'amas tuberculeux peut graduellement prendre la plus grande dimension.

Ce qui arrive dans l'inflammation nous montre que les capillaires, et même les petites veines et les petites artères, permettent facilement la production d'un tel résultat.

La citation suivante, empruntée à l'auteur américain, Wood, de l'ouvrage duquel nous avons déjà parlé, démontre clairement comment les petits vaisseaux agissent dans la congestion produite par les globules, et prouve que les globules décolorés peuvent être déposés exactement comme nous venons de le dire.

Sous le titre *Inflammation*, tome I, page 44, cet auteur dit :

« Quand une partie est irritée soit mécaniquement ou par quelque substance stimulante, les petits vaisseaux artères, veines ou capillaires sont différemment affectés suivant leur diamètre; quelquefois ils diminuent, d'autres fois ils sont immédiatement distendus, et quelquefois ils ne subissent qu'une faible modification, qui parfois même est nulle pendant quelque temps s'ils ne se dilatent pas immédiatement par l'effet de l'irritant; ce résultat se produit avant longtemps, et ce n'est que lorsque apparaît la dilatation que les signes d'inflammation se présentent; cette expansion est quelquefois très-considérable et va jusqu'à doubler ou même tripler le diamètre ordinaire du vaisseau.

« Pendant que les capillaires observables sont ainsi dilatés; d'autres que l'on n'apercevait pas auparavant deviennent visibles, probablement par suite de l'entrée des globules rouges dans des vaisseaux jusqu'alors trop petits pour les recevoir. Ces changements de la capacité des vaisseaux modifient considérablement le mouvement du sang. D'abord, le courant se relâche par intervalles, ou même rétrograde pour un instant, et souvent on observe des mouvements oscillatoires ; mais quand la dilatation est accomplie, le sang coule plus rapidement et il en passe une plus grande quantité dans le même temps que dans l'état normal. Cependant, au bout de quelque temps, le courant devient plus lent sans aucune diminution, et même avec un agrandissement de son diamètre, et ce ralentissement augmente par degrés jusqu'à ce qu'enfin il y ait stagnation complète dans quelques-uns des vaisseaux, pendant que dans les autres la circulation continue, et que dans quelques-uns des plus grands, particulièrement sur les bords du siége de l'inflammation, elle peut être plus active que dans l'état de santé. »

Le sang devenu stagnant dans ces circonstances ne se coagule pas, il reste longtemps fluide et quelquefois reprend sa marche quand l'inflammation est favorablement modifiée. Pendant la période de stagnation du sang il se produit un autre changement très-intéressant. Dans l'état de santé, les globules rouges occupent seulement le milieu du courant, laissant entre eux et les parois des vaisseaux un espace transparent dans lequel on peut voir de temps en temps un globule blanc. Dans l'inflammation, le nombre des globules rouges augmente proportionnellement dans la partie affectée jusqu'à ce qu'ils remplissent toute la capacité des vaisseaux dilatés. Il est évident qu'ils sont arrêtés, tandis que la liqueur sanguine continue sa marche. Quand le sang est devenu stagnant, les contours des globules ne sont quelquefois plus visibles, et le vaisseau présente une teinte uniforme de carmin brillant.

Un autre phénomène dont nous avons déjà parlé, est l'augmentation du nombre des globules blancs, qui semblent avoir une affinité les uns pour les autres et pour les parois du tube, le long duquel ils roulent lentement et auquel beaucoup d'entre eux adhèrent... Parfois ils s'y accumulent en si grande quantité, qu'ils obstruent le tube, et empêchent le passage des globules rouges, bien que la partie décolorée du sang puisse être filtrée au travers de ceux-ci.

« Dans les cas où les vaisseaux capillaires se resserrent d'abord sous l'influence de l'excitant et se dilatent ensuite, une nouvelle application du stimulant après la dilatation du vaisseau et le ralentissement de la circulation reproduira une contraction temporaire et un courant plus rapide qui sera encore suivie de la dilatation. Dans ce cas, l'irritant, au lieu de produire une rougeur immédiate, a pour effet de rendre la partie plus pâle, même qu'auparavant. Mais la dilatation qui se produit ensuite est accompagnée d'une rougeur qui disparaît quand la contraction se reproduit pour revenir quand les vaisseaux se dilatent de nouveau.

« Les parois des tubes vasculaires sont parfaitement continues sans présenter le moindre orifice naturel, même quand elles sont le plus largement distendues. La liqueur sanguine s'exsude par des pores invisibles, et comme elle est transparente, on ne la voit pas tout d'abord à moins qu'elle ne soit colorée (ce qui arrive quelquefois) par la liqueur rouge des globules qui s'échappe des enveloppes cellulaires. Dans quelques occasions, les globules eux-mêmes passent dans le tissu à travers les orifices rompus des capillaires... Dans les parties amollies par l'inflammation comme dans le ramollissement du cerveau, le microscope rend visibles des granules nombreux et des globules granulaires composés qui sont souvent très-grands, sphériques et composés de nombre de petits grains adhérents, quelquefois entourés d'une enveloppe vésiculaire.

« Il arrive souvent que ces globules se montrent dans un état de division qui atteint jusqu'à leurs parties intégrantes, se séparant plus ou moins complétement en granules irrégulièrement groupés ou isolés.

« Un autre phénomène singulier qui se présente quelque-fois quand l'inflammation est accompagnée d'hémorrhagie est la présence de très-grands globules, composés d'une enveloppe transparente qui entoure des globules sanguins paraissant soumis à des dégradations variées.

« Plusieurs micrographes ont remarqué une dilatation ir-régulière ou pour ainsi dire en forme de poche des vais-seaux capillaires, des petites artères et des veines d'une partie inflammée, cette dilatation est probablement causée par l'affaiblissement des parois pendant le progrès de l'in-flammation. »

Voici donc la preuve que les petits vaisseaux, artères, veines ou capillaires se dilatent quelquefois sous l'influence de l'inflammation jusqu'au double ou même au triple de leur diamètre ordinaire, et s'ils ne sont pas immédiate-ment dilatés au moment de l'application de l'irritant, ils le deviennent bientôt.

La stagnation des globules décolorés de la manière que j'ai indiquée doit au bout de peu de temps, sinon de suite, devenir un irritant pour la partie et produire dans le vais seau le même résultat que produirait quelque autre irritant. Ces globules sont morts quand ils sont déposés ; par con-séquent, ils ne sont plus qu'une matière étrangère et doivent causer de l'irritation.

Examinant encore la citation que nous venons de faire, nous voyons que la manière dont l'auteur dépeint la dépo-sition de globules blancs ou décolorés dans l'inflammation est semblable à la façon dont je dis que les globules déco-lorés se déposent dans la formation d'un abcès ou d'un amas de tubercules. Il dit : « Un autre phénomène déjà re-marqué est une augmentation du nombre de globules blancs qui semblent avoir une affinité les uns pour les autres, et pour les parois du tube le long duquel ils roulent lente-ment, et auxquelles beaucoup d'entre eux adhèrent... Dans certains cas ils s'y accumulent en si grande quantité qu'ils obstruent le tube, et empêchent le passage des globules

rouges, bien que la partie décolorée du sang puisse être filtrée au travers de ceux-ci. »

Quand les globules rouges se sónt amassés dans les vaisseaux capillaires, et que la liqueur sanguine passe au travers, elle les dépouille de leur matière colorante.

Mais de toutes les parties de la citation, c'est le dernier
paragraphe relatif aux parties amollies par l'inflammation
qui offre le plus puissant intérêt pour notre sujet. Il y est
dit : « Dans les parties amollies par l'inflammation, comme
par exemple dans le ramollissement du cerveau, le microscope rend visible des granules nombreux et des globules
granulaires composés qui sont souvent très-grands, sphériques, et composés de nombre de petits grains adhérents,
quelquefois entourés d'une enveloppe vésiculaire. Il arrive
souvent que ces globules se montrent dans un état de division qui atteint jusqu'à leurs parties intégrantes, se séparant plus ou moins complétement en granules irrégulièrement groupées ou isolées. »

Les globules granulaires composés sur lesquels on a fait
cette remarque sont des globules rouges décolorés, et l'enveloppe vésiculaire qui les entoure quelquefois est la paroi
du vaisseau capillaire dans lequel ils ont gonflé.

Tout cela correspond exactement à la condition primi-
tive de l'amas tuberculeux comme nous allons le voir, pendant que les granules libres ou ceux qui sont indépendants
des globules (qui ont été retirés des globules préalablement
rompus par le travail des divers agents) et les granules irrégulièrement groupés ou isolés formés par la division des
globules, correspondent exactement aux granules libres qui
se trouvent toujours dans un amas tuberculeux et aux granules produits par la division des corpuscules tuberculeux.

La citation suivante de l'auteur américain Gross, nous
donne la preuve que le tubercule s'accroît comme nous
l'avons dit.

Dans sa *Pathologie anatomique*, tome I, page 159, il dit
au sujet des tubercules :

« Dans certaines parties du corps, par exemple, dans le péritoine, nous pouvons, pour ainsi dire, surprendre la nature dans son travail, et examiner distinctement cette substance à l'instant où elle va passer de l'état fluide à l'état solide. Dans plusieurs cas d'inflammation chronique de cette membrane, j'ai découvert des tubercules à tous les états possibles de développement. Quelques-uns (évidemment déposés seulement un ou deux jours avant la mort de l'individu) étaient d'une consistance molle et visqueuse et d'un aspect parfaitement transparent, d'autres demi-concrets, jaunâtres et par conséquent plus ou moins opaques ; et enfin d'autres parfaitement denses et fermes comme un fibro-cartilage, organisés et entourés d'une membrane séreuse accidentelle de la contexture la plus délicate. »

Donc le tubercule, quand sa formation ne remontait apparemment qu'à un ou deux jours, était d'une consistence molle et visqueuse et d'un aspect parfaitement transparent, précisément comme les globules décolorés visqueux quand ils sont déposés dans les capillaires qu'ils distendent en sacs protubérants.

On se rappelle que, selon les deux citations de Kirkes et Paget et celle de Lehmann, les globules, quand ils étaient distendus par un fluide moins dense que leur sérum naturel et dépouillés de leur hématine, étaient parfaitement transparents et ne pouvaient être aperçus à l'aide du microscope que si l'on augmentait la densité du fluide par lequel on les traitait. Alors ils cédaient une partie de leur eau et ils redevenaient visibles comme globules entiers, mais sans leur matière colorante ou hématine originale. Ensuite le tubercule, disent ces auteurs, apparaît dans sa seconde période comme un corps demi-concret, jaunâtre, et par conséquent plus ou moins opaque, précisément comme le ferait un nombre de globules rouges décolorés déposés dans quelques vaisseaux capillaires contigus, après avoir rendu aux tissus voisins toute ou la plus grande partie de l'eau qu'ils avaient absorbée du sérum délayé.

Lehmann dit (tome I$^{er}$, p. 327, *Chimie physiologique*) que la globuline dont les globules sont presque entièrement composés, est jaunâtre et parfaitement transparente quand l'hématine en est séparée, et cela correspond exactement, à l'égard de la couleur et de la transparence partielle, à la description que Laënnec et que Louis ont donnée, il y a longtemps, de la seconde période du tubercule, aussi bien qu'à la description faite par l'auteur précédemment cité.

Enfin, nous avons le tubercule à la période fibro-cartilagineuse.

Il arrive à cet état de la manière suivante. Pendant que les globules décolorés sont déposés dans les vaisseaux capillaires d'une partie, une portion plus ou moins grande de l'excès de fibrine qui est restée dans le sang passe les tissus de la même partie, afin d'être rejetée de la circulation, et là elle s'organise et donne le caractère fibreux au tubercule à cette période.

C'est là la dernière période d'accroissement d'un amas de tubercules. Tous les changements qui se produisent à partir de ce moment tendent à la destruction, soit par l'absorption et la calcification qui détruisent le tubercule lui-même et en délivrent les tissus dans lesquels il s'était formé, ou par la suppuration qui détruit à la fois le tubercule et les parties voisines.

Je trouve dans la citation suivante de Virchow une preuve remarquable à l'appui de ma thèse, bien que l'origine des tubercules y soit attribuée à une cause entièrement différente de celle que je crois la vraie.

Cet auteur dit, dans sa *Pathologie cellulaire*, page 522 :

« Cette production, qui d'après son développement, se rapproche beaucoup du pus, dont elle possède les petits noyaux et les petites cellules, cette production se distingue des formes d'une organisation supérieure, du cancer, du cancroïde, du sarcome, parce que les éléments de ces der-

nières néoplasies sont gros, volumineux, colossaux même,
et possèdent des noyaux et des nucléoles fort développés.
Le tubercule est toujours une production pauvre, une néoplasie misérable dès son début. A l'époque où il commence
à se former, le tubercule, comme toutes les néoplasies,
peut être traversé par des vaisseaux ; quand il augmente
de volume, ces petites cellules nombreuses, formant une
troupe de plus en plus serrée, se pressent tellement les unes
contre les autres, que les petits vaisseaux en sont oblitérés
et que les gros troncs traversant la tumeur sont seuls con-
servés. Ordinairement il se produit très-promptement une
métamorphose graisseuse incomplète d'ordinaire au centre
de la nodosité, dans le point occupé par les plus anciens
éléments. Alors il n'y a plus trace de liquide, les éléments
se ratatinent, le centre devient jaune et perd sa transparence ; on voit une tâche jaunâtre au milieu du grain gri-
sâtre et transparent. C'est la *métamorphose caséeuse* qui
caractérisera plus tard le tubercule. Cette modification
s'étend en dehors de cellule à cellule, et il peut se faire
que tout le module subisse cette transformation.

« Je crois qu'il faut conserver le mot tubercule pour
caractériser cette production, et cela, parce que le grain
tuberculeux n'augmente jamais de volume, ne devient
jamais une tubérosité. Ce que l'on appelle gros tubercule,
ce qui atteint le volume d'une noix, d'une pomme d'api,
ce que l'on trouve dans le cerveau, par exemple, toutes ces
productions ne sont pas des tubercules simples. Vous ver-
rez, dans les descriptions, que le tubercule cérébral est
solitaire, mais il n'est pas formé par un seul tubercule ;
une tumeur semblable ayant le volume d'une noix ou d'une
pomme contient plusieurs milliers de tubercules ; c'est un
réseau entier qui s'accroît non pas parce que le foyer primitif
se développe, mais parce que de nouveaux foyers se forment
et s'accroissent à sa périphérie. Si l'on étudie la nodosité
qui est d'un blanc jaunâtre, sèche, caséeuse, on voit à son
pourtour une couche molle et vasculaire qui la sépare de la

substance cérébrale voisine, et qui forme une aréole mince de tissu conjonctif et de vaisseaux. C'est dans cette couche que se trouvent les nodules les plus jeunes en nombre plus ou moins considérable : ils se déposent en dehors, et le gros tubercule se développe par l'apposition continue de petits foyers nouveaux, qui subissent tous la transformation caséeuse ; voilà pourquoi on ne peut considérer le gros tubercule, sa composition étant connue, comme un tubercule simple. Le tubercule reste toujours petit, ou, comme on dit ordinairement *miliaire*. Et même, quand on trouve dans la plèvre des plaques volumineuses et jaunes, à côté de petits nodules, on ne doit pas dire que ces plaques sont des tubercules simples, car elles sont composées d'un nombre plus ou moins grand de nodules. »

L'on voit, par la citation, que les tubercules ne sont pas des corps simples ou solitaires, comme on l'a dit. « Une tumeur semblable, ayant le volume d'une noïx ou d'une pomme, contient plusieurs milliers de tubercules, c'est un réseau entier qui s'accroît, non parce que le foyer primitif se développe, mais parce que de nouveaux foyers se forment et s'accroissent à sa périphérie. » Voilà précisément la manière dont s'accroît un amas de tubercules, par suite de la déposition dans les vaisseaux capillaires des globules sanguins décolorés. Un ou quelques capillaires sont d'abord remplis d'autant de globules qu'ils peuvent en contenir ; ceux-ci, distendus par la congestion, se pressent ensuite les uns contre les autres et contre les vaisseaux voisins, et obstruent les derniers afin que les globules visqueux puissent plus facilement trouver leur place ; l'amas de ces globules s'étend ainsi vers l'extérieur, de vaisseau à vaisseau, et cela produit nécessairement l'accroissement vers la périphérie de la tumeur, comme le dit Virchow.

Par suite de la petitesse bien connue des vaisseaux capillaires, le volume d'une pomme ou d'une noix pourrait en contenir plusieurs milliers, tous pleins de globules ; ces capillaires sont les foyers de Virchow.

Il dit encore : « Si l'on étudie la nodosité, qui est d'un blanc jaunâtre, sèche, caséeuse, on voit à son pourtour une couche molle et vasculaire qui la sépare de la substance cérébrale voisine, et qui forme une aréole mince de tissu conjonctif et de vaisseaux. C'est dans cette couche que se trouvent les nodules les plus jeunes en nombre plus ou moins considérable. »

Voilà encore une description exacte de ce qui arrive dans l'acroissement du tubercule par la déposition de l'excès des globules décolorés dans les vaisseaux capillaires, comme je l'ai décrite. Les jeunes nodules se trouvent nécessairement dans la couche vasculaire qui entoure la tumeur, parce que tous les capillaires qui se trouvent dans l'espace qu'elle occupe sont déjà remplis ; ces nodules ne peuvent y entrer, et se cachent dans les vaisseaux de la surface. La couche vasculaire qui les sépare de la substance voisine d'un organe, est un accroissement adventif de vaisseaux, pareil à ceux qui se trouvent souvent, sinon toujours, dans l'intérieur ou dans le voisinage des néoplasies, et elle offre plus de vaisseaux qu'il n'en existe naturellement dans quelques parties pour recevoir les globules décolorés, cette couche aide ainsi à en rejeter plus qu'il ne pourrait autrement en être rejeté, et cela particulièrement dans les parties où les capillaires sont plus loin les uns des autres qu'à l'ordinaire, par exemple, dans le cerveau, où Virchow démontre cette manière d'accroissement. Et c'est ainsi que le gros tubercule se développe par l'apposition continue de petits foyers nouveaux, de capillaires pleins, qui subissent tous la tranformation caséeuse, et qui restent toujours petits ou, comme on dit ordinairement, *miliaires*.

Quel que soit le mode d'accroissement du tubercule, soit par des amas globulaires ou de formes irrégulières, soit par des feuilles, le fait précité n'en est pas moins exact. Sur la plèvre et le péritoine, il serait en feuilles qui ne seraient pas plus épaisses que ne le permet le peu de profondeur des capillaires dans ces membranes minces, et en ces cas aussi, le tubercule serait composé d'une agrégation de granules originalement séparées.

Virchow ne dit rien, comme on le voit au sujet d'une membrane délicate qui entoure chaque nodule, et qui répondrait aux parois des vaisseaux capillaires. Mais il est évident qu'il doit y avoir quelque chose de ce genre qu'il a négligé de décrire. Comment pourraient-ils sans cela rester séparés et aussi distincts les uns des autres, et en même temps être aussi serrés qu'il le dit ?

Par l'accroissement du tubercule de la manière que j'ai décrite, les vaisseaux capillaires sont naturellement rendus imperméables au sang, la nutrition en est interrompue, et les parois de ces vaisseaux et de tous les autres tissus compris dans l'amas tuberculeux finissent par être absorbés, ne laissant que les débris des globules décolorés : on dit alors que la métamorphose caséeuse a eu lieu.

La dégénération graisseuse arrive de la façon suivante :

Ou une portion plus ou moins grande de l'excès des matières graisseuses qui est laissé dans le sang par la déperdition d'albumine est déposée avec les globules décolorés (comme l'excès de fibrine) et reste quelquefois quand les autres matières sont absorbées, ou toutes les matières des globules excepté la graisse qu'ils contiennent naturellement peuvent être absorbées, laisser un amas concentré de matières graisseuses.

Je sais bien que l'assertion que les tubercules s'accroissent par le dépôt des globules dans les vaisseaux est en contradiction avec toutes les idées que l'on a jusqu'à présent émises à ce sujet. Tous les auteurs soutiennent en effet que les tubercules sont organisés en dehors des vaisseaux sanguins.

On sait bien qu'ils sont organisés en dehors des plus grands vaisseaux, puisque l'on voit souvent ces vaisseaux traverser les cavités que laisse dans les organes l'ulcération tuberculeuse ainsi que les amas tuberculeux, ou, pour

pour mieux dire, ces amas tuberculeux sont organisés autour des plus grands vaisseaux.

Mais c'est là le seul fait sur lequel on puisse s'appuyer pour prétendre que les tubercules sont organisés en dehors de tous les vaisseaux sanguins. Tandis qu'une des preuves les plus péremptoires du contraire, est que tous les corpuscules tuberculeux ont été d'abord déposés dans les vaisseaux capillaires.

Rokitansky, Jones et Sieveking nous disent, dans leurs ouvrages d'anatomie pathologique, que les tubercules ne se sont jamais trouvés dans les cartilages ; et Virchow nous dit qu'il n'y a pas de vaisseaux sanguins dans les cartilages parfaitement développés : conséquemment aucun globule décoloré ne pouvait entrer dans les cartilages, y être déposé et commettre des ravages. Cependant nous avons la preuve évidente que toutes les autres parties ou tissus du système animal dans lesquels se trouvent les vaisseaux sanguins sont désorganisées par les tubercules.

Mais examinons la chose d'un autre point de vue. Il y a autant et même plus d'espace pour le dépôt des globules dans les vaisseaux capillaires que dans les organes les plus attaqués par les tubercules, plus que dans les poumons, par exemple.

L'auteur anglais Gray (dans son *Anatomie*, p. 361), parlant du diamètre des vaisseaux capillaires et des intervalles entre eux, dit :

« C'est le nombre des vaisseaux capillaires et les intervalles entre eux qui déterminent le degré de vascularité d'une partie, le réseau le plus serré, et les intervalles les plus petits se trouvent dans les poumons et dans la membrane choroïde. Dans le foie et les poumons, les intervalles sont plus petits que les vaisseaux capillaires. Dans les rognons, la conjonctive et la peau, les intervalles sont de trois à quatre fois aussi grands que les vaisseaux capillaires qui les forment, ils ont de huit à dix fois la grandeur des capillaires du cerveau dans leurs longs diamètres

et de quatre à six fois leur grandeur dans le diamètre trans-
versal. Dans les parois cellulaires des artères, les intervalles des mailles sont dix fois aussi grands que le diamètre
des vaisseaux capillaires.

Ordinairement, plus la fonction d'un organe est active,
plus son réseau capillaire est serré, et plus sa provision de
sang est grande ; le réseau étant très-fin dans toutes les
parties croissantes, dans les glandes et les membranes muqueuses ; plus grand dans les os et les ligaments, qui sont
comparativement inertes et à peu près absents dans les ten-
dons et les cartilages, dans lesquels il n'y a que très-peu de
changements organiques après leur formation.

Ainsi l'on voit que les organes qui sont le plus souvent
détruits par les tubercules, c'est-à-dire les poumons, sont
ceux qui ont entre leurs vaisseaux capillaires les plus petits intervalles, plus petits même que les diamètres des capillaires, et ces intervalles sont remplis de tous les tissus
qui font partie de la construction de ces organes. Ainsi il y
a plus d'espace en dedans qu'en dehors de ces vaisseaux
pour la déposition de la matière tuberculeuse. Et n'est-ce
pas un fait significatif, qu'ordinairement plus il y a de vascularité, ou plus les capillaires d'un organe sont serrés,
plus cet organe est exposé à la tuberculisation, et moins il y
en a, et moins il est exposé à cette maladie ? Les poumons,
où les capillaires sont les plus serrés, sont les organes qui
souffrent le plus, et cette disposition diminue dans tous les
organes et tissus, jusqu'à ce qu'on arrive aux cartilages, où
il n'y a pas de capillaires et pas de tubercules.

Je sais qu'on essaye de rendre compte de ce manque de
tubercules dans les cartilages au moyen de la théorie d'exsu-
dation, en supposant que le soi-disant blastème de tubercule se coagule si vite après qu'il est exsudé des vaisseaux,
qu'il ne peut pas entrer dans les petits canaux qui existent
dans les cartilages, lesquels admettent néanmoins tout ce
qui se trouve en solution dans le sérum.

Mais je vais démontrer plus loin que la théorie d'exsuda-

tion n'est qu'une supposition sans fondement aucun, et que
l'on ne peut soutenir que par des raisonnements captieux.

L'organisation des tubercules en dehors des plus grands
vaisseaux sanguins est en rapport exact avec ma théorie,
car les globules chargés et décolorés ne peuvent pas se
loger dans les grands vaisseaux et les obstruer parce que
le courant est très-fort, pendant qu'ils se logent facilement dans les capillaires des tissus autour des grands vaisseaux, et par suite de leur accroissement continuel finissent
par entourer les grands vaisseaux qui se trouvent alors
contenus dans l'amas.

Si les tubercules présentent des éléments organisés et pas
d'autres dès la première période de leur existence comme
nous le verrons plus loin par des citations, il est évident
que ces éléments étaient organisés avant d'être déposés, et
cela n'est pas possible à moins que ce ne soient des globules
décolorés.

## PREUVE DE L'IDENTITÉ DES GLOBULES SANGUINS DÉCOLORÉS AVEC LES CORPUSCULES TUBERCULEUX.

J'ai déjà partiellement démontré l'identité des globules
sanguins décolorés et des corpuscules tuberculeux à en ju-
ger par l'apparence extérieure, à savoir :

Qu'ils sont tous les deux transparents quand ils sont distendus par un fluide, comme le sont les derniers dès le début de
la première période d'existence, et comme le sont les premiers quand on les dépouille de leur hématine en les traitant
par un liquide d'une densité moindre que celle du sérum ;

Qu'à cette période ils sont tous les deux visqueux, comme
les tissus animaux ne le deviennent que dans le commen-
cement de la décomposition ;

Que par l'extraction de l'eau qui les distend ils prennent
tous les deux la même couleur blanc jaunâtre, et revêtent
les mêmes formes diversement tordues, angulaires, déchi-

quetées, allongées, courbées, etc., formes qu'affectent toujours les corpuscules tuberculeux à l'état de crudité.

Regardons maintenant la construction intérieure de ces deux espèces de corpuscules, afin de voir quels faits significatifs nous y trouverons.

Tous les auteurs de nos jours disent que les globules rouges n'ont pas de noyaux, et tous les médecins français sont, je crois, d'opinion que les corpuscules tuberculeux sont aussi entièrement privés de noyaux (ces deux faits n'ont jamais été rapprochés l'un de l'autre), et cependant, selon les meilleurs auteurs, ce sont là les seules constructions cellulaires dans la grande quantité et variété de cellules, soit dans les accroissements naturels ou morbides, qui soient privées de noyaux. Qu'est-ce que cela veut dire, à moins qu'elles ne soient les mêmes?

Mais Virchow dit que les corpuscules tuberculeux ont des noyaux, et, pour être vrai dans mon sujet, je citerai ce qu'il dit sur ce point, *Pathologie cellulaire*, page 521.

« Pour moi le tubercule est un grain, un nodule, et ce nodule représente une néoplasie qui, au moment de son premier développement, possédait nécessairement la structure cellulaire, et provenait, comme les autres néoplasies, du tissu conjonctif. Quand cette néoplasie est arrivée à une certaine étendue de son développement, il se montre, au milieu du tissu normal qu'elle occupe, une petite nodosité saillante, composée de petites cellules à un ou plusieurs noyaux. Ce qui caractérise surtout la néoplasie est sa richesse en noyaux, et quand on la considère dans la surface du tissu, on ne voit presque que des noyaux. Si l'on isole ces produits, on trouve, soit des petits éléments avec un noyau dont la petitesse est si grande, que la membrane s'applique directement sur le noyau, soit des cellules plus volumineuses dans lesquelles les noyaux se sont divisés et peuvent se trouver au nombre de 12, 24, 30 même dans une seule cellule : les noyaux sont petits, homogènes et d'un aspect un peu luisant. »

Il est évident que Virchow s'est trompé dans ses observations, en prenant les grains de ces corpuscules pour des noyaux. Ses nodosités saillantes, composées de petites cellules à un noyau, sont les granules formés par la division des globules avant leur dépôt dans l'amas tuberculeux, et ces nodosités saillantes, composées de petites cellules à plusieurs noyaux, sont ceux des globules qui sont restés entiers dans le sérum délayé, et qui ont été déposés contenant entre leur parois tous les grains qu'ils possèdent naturellement; il a évidemment pris ces granules pour des noyaux.

Tous les faits sur ce point me confirment dans cette opinion. Par exemple, il dit : si l'on isole ces produits, on trouve, soit de petits éléments avec un noyau dont la petitesse est si grande, que la membrane s'applique directement sur le noyau (comme serait le cas des grains libérés des globules rompus), soit des cellules plus volumineuses dans lesquelles les noyaux se sont divisés et peuvent se trouver au nombre de 12, 24, 30, même, dans une seule cellule; et cela serait une description exacte des globules décolorés contenant leur nombre variable de granules.

Virchow, dans le même ouvrage, p. 170, 171, 215, représente des globules sanguins ratatinés et décolorés comme un amas de granules. Or, la description donnée pour les corpuscules tuberculeux ne pourrait mieux décrire ces globules ratatinés.

Il dit, en outre, qu'à l'examen microscopique des globules sanguins, des apparences illusoires peuvent être, et sont souvent occasionnées par la production des petites irrégularités existant à la surface des globules, et qui ont souvent été prises pour des noyaux.

Si cela arrive à l'examen des globules sanguins, de pareilles erreurs peuvent facilement être faites en examinant les corpuscules tuberculeux.

Que les globules décolorés se divisent en leur granules en progrès de désorganisation, cela est évident en soi, *car*

*la loi de toute nature organique est la division progres-*
*sive, dans la décadence naturelle, de ses parties intégrantes*
*et ensuite de ses éléments primitifs, et cela toujours dans*
*l'ordre inverse de son accroissement.*

En vérité, le caractère granulaire est si fortement imprimé
sur la globuline dont les globules sanguins sont presque entièrement composés, qu'après qu'elle a été dissoute
dans l'eau et chauffée, elle devient globulaire. Voir la
citation suivante de Kirkes et Paget, p. 57, parlant de
la globuline. Ils disent : « Elle est soluble dans l'eau, et sa
solution, quand elle est chauffée, devient un coagulum granulaire. »

Quand Virchow nous dit que les corpuscules tuberculeux
possèdent autant de noyaux, il semble avoir oublié ses
propres renseignements sur l'emploi des noyaux, ou le
grand but pour lequel ils ont été créés.

Il dit, par exemple, dans une autre partie de son ouvrage, en parlant de l'accroissement cellulaire, etc., que
le maintien, la multiplication et l'activité des cellules de
toutes sortes dépendent de leur noyau ou noyaux, et il
parle souvent des cellules n'ayant qu'un noyau, jamais de
cellules en ayant beaucoup, et il ajoute que les cellules
destinées à une existence transitoire, comme les globules
sanguins, n'ont pas de noyaux, et que celles qui doivent
bientôt périr ne tardent pas à perdre les leurs.

Cependant, à l'égard des corpuscules tuberculeux qui
tendent invariablement à l'inactivité et à une dissolution
rapide, il dit qu'ils meurent en possédant pour la plupart
de 12 à 24 et même 30 noyaux, nombre plus grand, dit-il,
que n'en a jamais montré aucune autre construction cellulaire. C'est là une contradiction que la nature ne peut
pas tolérer, et qui est manifestement une erreur.

Si la fonction des noyaux est bien comprise, c'est-à-dire
si l'on admet qu'ils sont ou qu'ils contiennent la vie, ou le
principe actif des cellules, et qu'aucun changement ne
peut se développer dans les cellules à moins que les noyaux

ne prennent l'initiative de ce changement, et même que leur existence ne peut pas se soutenir sans noyaux, alors aucune cellule ne peut tomber naturellement en décadence sans avoir d'abord perdu ses noyaux. Et, par l'universalité même du fait, il est évident que l'amollissement est la décadence naturelle des corpuscules tuberculeux. Cette décadence ne dévie jamais de cette règle, à moins d'en être empêchée par l'absorption.

Pour démontrer encore le caractère granulaire des tubercules et prouver que les grains des globules sanguins en sont la source, je citerai le passage suivant de l'auteur américain Wood, tome I, page 116 :

« La constitution microscopique du tubercule a été définitivement déterminée par M. Lebut, dont les expériences ont été essentiellement confirmées par des observateurs subséquents. Les principes constituants avant l'amollissement du tubercule sont : 1° une substance hyaline sans forme ; 2° des molécules ou des granules moléculaires en grand nombre ; et 3° des corpuscules particuliers et caractéristiques. Les deux derniers sont réunis par la matière transparente, mentionnée en premier lieu. Les corpuscules sont très-distincts des autres. Ils ne sont pas précisément ronds, mais irréguliers, à plusieurs faces, et les angles arrondis, approchant quelquefois de la forme sphérique, et quelquefois de la forme ovale. Leur diamètre varie de 1/5,000 à 1/2,500 de pouce. Dans l'enveloppe transparente se trouve une matière quelque peu translucide, probablement d'une consistance solide, dans laquelle sont couchés de trois à dix grains ou plus. L'eau ne les change pas. L'acide acétique les rend plus transparents, et nous permet de déterminer positivement qu'ils ne contiennent pas de noyaux, circonstance par laquelle, aussi bien que par leur forme et leur plus petit volume, on les distingue facilement des corpuscules de pus. Lebut n'a trouvé qu'une fois un noyau. Ces corpuscules particuliers se rencontrent dans toutes les variétés de tubercules ; ils sont nombreux et très-serrés, et c'est probablement à cette circonstance qu'ils doivent leur forme irrégulière.

Quand le tubercule s'amollit, la substance hyaline se liquéfie, et les corpuscules, ainsi rendus libres, absorbent apparemment une portion du fluide, deviennent plus grands et prennent la forme sphérique.

Dans le progrès des changements, les parois des cellules finissent par se dissoudre, et les granules qu'elles contiennent sont libérés, augmentant ainsi la matière constituante de l'amas tuberculeux. »

Rien ne pouvait plus clairement peindre le caractère du tubercule, et quand on comprend bien tout ce que cette description veut dire, il est clair que ce point soutient fortement ma position.

Nous voyons que les constituants du tubercule avant l'amollissement sont : 1° une substance hyaline sans forme, 2° des molécules ou granules moléculaires en grand nombre, 3° des corpuscules particuliers et carastéristiques, les deux derniers étant réunis par la première, et que, par suite de l'amollissement du tubercule, l'hyaline se liquéfie, et que les corpuscules, ainsi devenus libres, absorbent une portion du fluide, deviennent plus grands et prennent la forme sphérique. Dans le progrès des changements, les parois des cellules finissent par se dissoudre, et les granules qu'elles contiennent sont libérés, augmentant ainsi la matière constituante de l'amas tuberculeux.

Ce résultat de ce que Wood appelle les corpuscules tuberculeux caractéristiques, correspond exactement avec le résultat que l'on obtiendrait par les mêmes moyens des globules sanguins décolorés, déposés et ratatinés, lorsqu'ils rendent la plus grande partie de l'eau qu'ils avaient enlevée aux fluides plus denses des tissus voisins.

Cette classe de corpuscules doit d'abord être rendue sphérique par l'action d'un fluide moins dense que leur propre contenu, et enfin comme ce fluide délayé s'accumule entre leurs parois, ils doivent se rompre ou leurs parois se dissoudre en laissant libres dans la matière voisine les granules qu'elles renferment.

Et s'il est vrai que les granules qui sont libérés par la rupture ou la dissolution des parois des cellules des corpuscules tuberculeux caractéristiques, augmentent la matière constituante de l'amas tuberculeux, ou pour mieux dire, si les granules ainsi libérés sont identiques aux molécules ou granules moléculaires que M. Wood dit exister en si grand nombre dans les tubercules avant leur amollissement, la question est de savoir comment ils y sont devenus libres et indépendants des corpuscules qui en fournissent du même genre par leur rupture? N'est-il pas clair que des corpuscules pareils ont eu leurs parois dissoutes ou rompues, et ont ainsi rendu leurs granules avant le dépôt de l'un ou l'autre pour faire les tubercules?

Tel est le fait, et tel est précisément ce que ma théorie demande. Un nombre plus ou moins grand des globules décolorés selon leur affaiblissement par l'âge, etc., et selon le degré auquel le sérum est délayé et le temps qu'ils mettent à circuler avant d'être déposés dans les capillaires, doivent être rompus ou avoir dissous les parois de leur cellules, ce qui rendrait leurs granules libres dans le sérum, et ceux-ci seraient déposés avec les globules décolorés assez forts pour résister aux actions qui avaient détruit leurs semblables, ou qui avaient été déposés si promptement après avoir été décolorés, qu'ils n'avaient pas le temps d'être dissous. Et c'est ainsi que les deux ensemble forment le tubercule.

Les furoncles et les anthrax ont la même origine et s'accroissent de la même manière que les tubercules, par la déposition de l'excès de globules sanguins dans les capillaires des muscles superficiels, mais ils sont souvent déposés avant d'être décolorés, ou quelques-uns peuvent être décolorés et rendus visqueux, et se loger dans les capillaires, les obstruer et enfin produire la congestion d'un grand nombre de globules qui amènent la suppuration.

Du dépôt de globules avant qu'ils ne soient décolorés, proviennent les furoncles sanguins et les décharges sanguines des furoncles et des charbons. Ordinairement plus les décharges sont sanguines, plus le cas est aigu, et plus elles sont indolentes, plus elles ressemblent à la matière tuberculeuse ; cela vient du fait que plus de temps est donné à ratatiner et décolorer les globules après leur déposition.

Les furoncles ou les groupes de furoncles ou d'abcès qui se présentent pendant la convalescence des fièvres et autres maladies aiguës, viennent de l'excès de globules laissé par la déperdition d'albumine pendant le progrès de ces maladies.

Souvent, au lieu de furoncles et abcès, les malades en convalescence des fièvres, etc., montrent des symptômes de phthisie, et beaucoup d'entre eux deviennent directement tuberculeux. Nous en voyons maintenant la cause : ceux-là n'ont pas assez de force dans les poumons pour résister au depôt dans ces organes de l'excès de globules sanguins occasionné par la déperdition d'albumine pendant leur maladie, et les pousser dans le système musculaire pour être rejetés. Ils meurent à cause du dépôt dans les poumons.

J'ai vu plusieurs cas de phthisie et quelques cas d'autres maladies tuberculeuses intérieures suivre immédiatement la suppression des furoncles, et en bien des cas, j'ai vu des furoncles par groupes successifs ou des éruptions simples successives de furoncles accompagner et suivre la guérison de la phthisie.

PARIS — IMP. SIMON RAÇON ET Cⁱᵉ, RUE D'ERFURTH, 1.

9 782014 054095